# GIACOMO BRUNO

# DIETA VELOCE 3X

## Come Dimagrire Rapidamente e Diventare Magri per Sempre con il Tuo Metabolismo

Titolo

"DIETA VELOCE 3X"

Autore

Giacomo Bruno

Editore

Bruno Editore

Sito internet

http://www.brunoeditore.it

2

# Sommario

# Introduzione

Non sono grasso e non lo sono mai stato. Anzi, sono sempre stato magro. Per questo motivo la sfida è stata particolarmente difficile. È molto più facile perdere 10-20-30 kg quando si è in sovrappeso che non perderne 5 quando si è magri. Il mio obiettivo era quello di veder comparire, per la prima volta, i famosi "addominali a tartaruga" e nel mio percorso mi sono imbattuto nelle diete più incredibili, nelle contraddizioni più profonde, nelle alimentazioni più pericolose e in quelle più equilibrate.

Ho passato mesi e mesi a sperimentarle tutte, con scarsissimi risultati. Ma a un certo punto ho avuto delle intuizioni, secondo me geniali, che hanno fatto una enorme differenza.

Improvvisamente, e velocemente, ho iniziato a perdere massa grassa e a ottenere risultati incredibili. Ero stupefatto di me stesso e volevo trovare una spiegazione logica. Ho iniziato a cercare su internet per sincerarmi se qualcun altro avesse mai fatto i miei stessi esperimenti: ho trovato solo pochi risultati, apparentemente casuali. Sapevo di essere sulla strada giusta e i risultati erano innegabili: i miei addominali stavano spuntando per la prima volta dopo trentatré anni di vita.

Questa strada vale anche per chi è in sovrappeso di decine di kg? Assolutamente sì. E in questo caso i risultati sono maggiori e ancor più veloci, proprio perché è più facile perdere peso quando la percentuale di grasso è molto elevata. Sperimentare su se stessi è sempre la cosa migliore, io infatti mi sono trovato ad affrontare tutti i problemi **reali** che nessun libro e nessun medico mi avevano mai raccontato.

Ed è proprio così: nessuna dieta potrà mai funzionare perfettamente perché si fondano **tutte** su un principio di base scorretto. In questo ebook spiegherò qual è il problema comune e quale soluzione ho trovato per risolverlo.

Buona lettura!

*Giacomo Bruno*

# CAPITOLO 1:

## I segreti mai rivelati di tutte le diete

Sicuramente molti dei lettori di questo ebook avranno già sperimentato qualche dieta. E ho quasi la certezza che non ha funzionato a lungo termine. Anzi, penso che non abbia funzionato del tutto, neanche a breve termine.

Io non sono un medico né un dietologo. Sono solo qualcuno che voleva raggiungere un obiettivo di peso e che si è dato molto da fare per ottenere questo risultato. Per questo motivo non prescriverò cibi particolari né tantomeno farmaci. Non dirò neanche quale dieta o quale stile di vita seguire. Semplicemente racconterò la mia esperienza, le mie delusioni, le mie difficoltà, le mie scoperte, i miei risultati.

Questa lettura sarà utile e importante anche solo per rendersi conto di quanto là fuori ci prendano in giro per via dell'ignoranza o degli incredibili interessi economici delle aziende produttrici di integratori o delle case farmaceutiche.

La maggior parte dei medici lavora benissimo e ho una grande stima di tutta la categoria, perché dedicano la loro vita ad aiutare gli altri. Peraltro il medico è indispensabile per sapere se il sovrappeso o l'obesità ha cause patologiche e in tal caso non si può farne a meno, ed è necessario esser seguiti in qualsiasi dieta si voglia intraprendere.

Il problema è che spesso il medico ha già deciso qual è la dieta giusta: c'è chi è fissato con la dieta Mediterranea, chi con la dieta a Zona, chi con la Low Carb, chi con l'Iperproteica e così via. Ed ecco le prime due contraddizioni. La prima concerne il fatto che quando si crede troppo in un metodo non si ha la mente aperta per valutarne o sperimentarne altri.

La seconda contraddizione riguarda l'idea che l'alimentazione sia una scienza esatta; ebbene, se davvero lo fosse, come sarebbe possibile che dieci medici abbiano dieci pareri diversi su uno stesso argomento? Se la medicina ha stabilito che la dieta Mediterranea è quella più corretta, allora perché altri milioni di persone seguono con successo la dieta a Zona o simili, suffragate da altrettanti studi medici e scientifici?

Negli ultimi anni ho letto più di duecento libri sull'alimentazione e conosco tutte le diete del mondo: la Zona, la Mediterranea, la Low Carb, la Slow Carb, la Paleo Diet, la Metabolica, l'Atkins, la

South Beach, la Cronodieta, la Dukan ecc. Sono praticamente infinite e ognuna ha degli ottimi fondamenti scientifici. Peccato che si contraddicano l'una con l'altra. Una dice che le proteine fanno male, l'altra dice che le proteine sono la salvezza. Una dice che i grassi fanno ingrassare, l'altra dice che i grassi fanno dimagrire. E i carboidrati? Osannati nella dieta Mediterranea, massacrati nelle diete Low Carb.

**SEGRETO n. 1: niente è così pieno di contraddizioni come la scienza dell'alimentazione, che è tutto fuorché una scienza esatta.**

Chi ha ragione? Io finalmente ho trovato la risposta e ne sono molto soddisfatto: racconterò passo per passo il mio viaggio. La cosa che mi ha soddisfatto di più è che, una volta individuato il metodo, i risultati sono arrivati molto velocemente. È successo proprio perché ho compreso il motivo per cui nessuna dieta funziona e l'ho ribaltato, sperimentando su me stesso i risultati di questa intuizione.

Da formatore e trainer di PNL, Programmazione Neuro-Linguistica, ho imparato che i risultati si ottengono sempre velocemente. Altrimenti il processo è sbagliato. Faccio un esempio: quattro decenni fa il dottor Richard Bandler ha scoperto che per curare una fobia bastano cinque minuti. Ha trovato la strategia giusta modellandola da persone che in qualche modo erano riuscite a superare da sole le proprie paure. Le ha osservate, intervistate, ha studiato i loro processi mentali e ha messo insieme tutte le parti comuni. Il risultato è che, seguendo pochi semplici passi, la fobia può essere curata in pochi minuti.

E allora come mai alcuni psicologi ci possono mettere anni a far superare una fobia ai propri clienti? Secondo Bandler perché passano anni a parlare della paura e a cercarne le motivazioni, ma il vero cambiamento avviene comunque velocemente nell'ultima seduta di terapia. In sintesi: il cambiamento, quando c'è, è veloce. Altrimenti vuol dire che il metodo è sbagliato. E l'ho visto su me stesso: in mesi, per non dire anni, di sperimentazione ho perso un massimo di 2 kg. Poi li ho ripresi. Anzi, ne ho ripresi 4. Allora ho iniziato ad andare in palestra più frequentemente. Ma ne ho ripersi solo 2. È proprio vero che la "dieta yo-yo" è la più diffusa, persino tra i magri.

Al contrario, dopo aver trovato il metodo giusto, le cose sono nettamente cambiate: in poche settimane ho perso più di 5 kg e ben 14 cm di girovita. Sul corpo di una persona già magra è un risultato straordinario. E tutto ciò con quanta palestra ed esercizio fisico? Zero!

**SEGRETO n. 2: con le giuste strategie e il giusto metodo è possibile dimagrire molto velocemente, in salute e in sintonia con il nostro corpo, senza obbligo di esercizio fisico.**

Lungi da me dire che l'esercizio fisico non serve. Penso sia utilissimo sia per dimagrire che per rilasciare lo stress che accumuliamo durante il giorno. È importante per la salute e aiuta a consumare calorie e a tenere alto il metabolismo. Tuttavia io sono dimagrito senza fare alcuno sport né attività fisica. Di proposito, infatti, nel testare tutte le diete che ho provato, ho deciso di non praticare alcuna attività poiché non volevo falsarne i risultati.

Eppure tutto è cominciato quattro anni fa quando mi iscrissi a un famoso circolo sportivo romano, dove con un'iscrizione annuale potevo accedere a palestre, campi da tennis, piscina coperta e scoperta e mille altre attività. Ormai dentro al mondo della formazione da dieci anni, e sapendo che ci sono strategie per migliorare in tutti i settori, decisi di dedicarmi seriamente alla palestra e iniziai a scaricare i migliori ebook americani sul body-building.

Volevo forse diventare uno di quegli uomini giganti tutti muscoli? Assolutamente no! Volevo semplicemente essere in forma, modellando chi fa questo per lavoro, si allena per soldi e si impegna, quindi, al 100%, minimizzando lo sforzo e massimizzando i risultati.

Come quando a tredici anni ho deciso per conto mio di seguire un corso di memoria e lettura veloce. Non volevo essere il "secchione" della classe, anzi volevo studiare il minimo indispensabile per andare molto bene. E ci riuscii abilmente.

Così ho iniziato a fare delle scoperte incredibili sul mondo della crescita muscolare, sfatando dei miti che duravano da anni:

1) non è vero che per diventare muscolosi bisogna fare decine di esercizi diversi per ciascun muscolo e decine di serie e ripetizioni ad ogni sessione. Bastano tre esercizi fondamentali: panca piana, squat, stacchi da terra, con tre serie da otto ripetizioni. E basta ogni volta aumentare, anche di pochissimo, ad esempio mezzo kg, il peso sollevato. Sperimentato su di me con ottimi risultati;

2) non è vero che bisogna attaccare il muscolo da ogni angolazione. Se non siamo culturisti che fanno gare, allora non ci serve a niente. Basta fare i tre esercizi fondamentali per petto, gambe e schiena, e automaticamente si svilupperanno anche i muscoli più piccoli: tricipiti, bicipiti, deltoidi ecc.;

3) non è vero che occorre andare in palestra cinque volte a settimana, con sessioni da due ore. Basta andare una o due volte a settimana, con sessioni di massimo quarantacinque minuti. In questo modo i muscoli hanno il tempo di ricostruirsi e aumentare di massa e la produzione di testosterone e ormone della crescita è al top. Facendo di più si va in sovrallenamento, si produce cortisolo e i muscoli decrescono;

4) non servono ore di esercizi aerobici tipo corsa sul tapis roulant e cyclette per dimagrire: non servono quasi a niente; si perdono non più di 100 calorie, che si riprendono con gli interessi bevendo una bevanda energetica o mangiando una barretta "dietetica". Il metabolismo viene alzato dagli ormoni prodotti con gli esercizi fondamentali, non da ore di sudore.

Ho fatto un piccolo riassunto delle mie scoperte e mi piacerebbe dedicare un ebook solo a questo argomento, perché nel mondo del body building girano ancora più menzogne che non in quello dell'alimentazione. In meno di sei mesi ho messo su 6 kg di muscoli e sono passato da 10 kg a 100 kg nel sollevamento pesi con le gambe. La mia forza è aumentata del 1000% allenandomi non più di cinque volte al mese.

Ero molto soddisfatto, perché stavo iniziando a prendere il controllo del mio corpo. Ero in grado di far aumentare la mia massa muscolare con pochissimo sforzo e in pochissimo tempo. L'alimentazione per accrescere la massa muscolare è semplice: occorre mangiare tanto e con molte proteine. Così ho iniziato a seguire la classica dieta Iperproteica, che prevede l'assunzione di 2-2,5 g di proteine per kg di peso.

Quindi, con i miei 70 kg di allora, dovevo mangiare 140-175 g di proteine al giorno, il che si traduceva in abbondanti petti di pollo, scatolette di tonno, albumi dell'uovo, tanto latte, barrette e biscotti proteici. Risultati eccezionali e grande forma fisica.

Peccato che le diete iperproteiche hanno i loro difetti, primo fra tutti l'eccesso di lavoro per reni e fegato, che si trovano a dover smaltire la sovrabbondanza di proteine e possono andare in sovraffaticamento. Alla lunga ci possono essere problemi di salute anche gravi, per questo su tutti gli integratori troviamo scritto che vanno usati sotto supervisione medica e per un massimo di sei-otto settimane.

Inoltre, se questo stile di alimentazione era adatto per crescere fisicamente e mettere su muscoli, non lo era altrettanto per dimagrire e definire i muscoli, in particolar modo gli addominali. Così, negli ultimi quattro anni, dopo aver letto centinaia di libri sull'argomento e aver girato moltissimi forum alla ricerca della ricetta magica, ho trovato che una dieta come quella a Zona, con tanti blocchi, era la strategia migliore da seguire, perché più equilibrata e quindi più adatta a lungo termine.

Per chi non la conosce, la dieta a Zona prevede una equilibrata distribuzione giornaliera dei tre macronutrienti: 40% di carboidrati, 30% di proteine, 30% di grassi. Secondo Barry Sears, il biochimico che l'ha ideata, queste proporzioni permettono un accurato controllo dell'ormone insulina che è ormai da tutti additato come il colpevole dell'obesità mondiale.

L'insulina è infatti prodotta dal pancreas per equilibrare i livelli di glucosio, ovvero di zucchero, nel sangue. Quando mangiamo troppi carboidrati come pasta, pane, patate, pizza, riso ecc., questi si trasformano in zuccheri e finiscono nel sangue molto velocemente. Nel tentativo di difendersi da questi sbalzi, il nostro corpo produce l'insulina per limitare gli zuccheri e indovina cosa fa? Li mette da parte sotto forma di grasso per usi futuri!

Ora il nemico non è tanto l'insulina, che è un ormone fondamentale del nostro corpo, ma il fatto che esageriamo con i carboidrati. Farlo una volta va bene, farlo due volte anche, ma se lo facciamo tutti i giorni, cinque volte al giorno, per tutta la vita, allora ne pagheremo le conseguenze. È proprio per questo che malattie come il diabete sono sempre più diffuse.

Ad ogni pasto, infatti, mangiamo tonnellate di zucchero senza neanche saperlo, il pancreas è costretto a un superlavoro e dopo qualche anno il meccanismo si inceppa. A quel punto arriva il diabete e si è costretti a iniettarsi insulina con la siringa tutti i giorni. Non è un buon risultato.

**SEGRETO n. 3: il nemico da combattere è l'eccesso di**

**carboidrati che portano a un'elevata produzione di insulina, ormone responsabile della trasformazione degli zuccheri in grasso corporeo.**

È recente una campagna pubblicitaria "shock" del governo USA che mette a confronto varie bibite come la Coca-Cola e simili. Secondo gli studi fatti, bere un frappè al cioccolato o una bevanda dolce equivale a ingerire sessantasei bustine di zucchero! Prendiamo, ad esempio, i classici pasti all'italiana. Un bel piatto di pasta? Sono oltre 70-90 grammi di zuccheri! Pizza e birra? Forse è meglio non dirlo…

E allora il dottor Sears si è inventato una bella soluzione: se insieme a una porzione **non esagerata** di carboidrati mangiamo anche un'equivalente porzione di proteine come carne o pesce, allora gli zuccheri nel sangue non saranno così alti e non ci sarà bisogno di fiumi di insulina. Secondo i suoi studi, il rapporto perfetto per rimanere in questa "zona" di equilibrio è appunto la proporzione 40-30-30, con un 40% di carboidrati, un 30% di proteine e un 30% di grassi.

La proporzione si riferisce alle calorie, quindi nell'ambito di una dieta ipocalorica da 1000 calorie significa:

- 400 kcal di carboidrati, pari a 100 grammi (4 kcal a grammo);
- 300 kcal di proteine, pari a 75 grammi (4 kcal a grammo);
- 300 kcal di grassi, pari a 33 grammi (9 kcal a grammo).

Se la dieta fosse da 2000 calorie giornaliere dovremmo raddoppiare tutto. Inoltre i carboidrati vanno distinti in "buoni" e "cattivi": i buoni sono quelli derivanti dalle verdure e da alcuni frutti, perché sono "a basso indice glicemico", ovvero entrano in circolo nel sangue lentamente e con costanza.

Quelli "cattivi" sono contenuti in pasta, pane, farina, cereali, patate e zucchero; questi sono detti "ad alto indice glicemico" poiché entrano in circolo nel sangue velocemente e di colpo, creando grossi problemi di glicemia e, conseguentemente, di insulina.

**SEGRETO n. 4: per dimagrire è consigliato privilegiare i carboidrati a basso indice glicemico, contenuti in verdure e frutta, e minimizzare quelli ad alto indice glicemico, contenuti in pane, pasta, pizza, zucchero ecc., che entrano in circolo nel sangue più velocemente.**

Ecco una tabella che mostra l'indice glicemico di alcuni cibi (fonte my-personaltrainer.it):

## Indice glicemico - Tabella pratica

| Alimento | Indice glicemico |
|---|---|
| Albicocca | da 57 a 64 |
| All-Bran (cereali ad alto contenuto di fibra) | 42±5 |
| Ananas | 59±8 |
| Arancia | da 31 a 51 |
| Banana (Sudafrica) | 70±5 |
| Biscotti (Oro Saiwa, Italia) | 64±3 |
| Carote | 47±16 |
| Ciliegie | 22 |
| Coca Cola | 58±5 |
| Croissant | 67 |
| Corn flakes ( KELLOG'S, USA) | 91 |
| Cracker | da 52 a 98 |
| Datteri (secchi) | 103±21 |
| Fagioli | 29±9 |
| Fanta | 68±6 |
| Fruttosio | 19±2 |
| Gatorade | 78±13 |
| Gelato (vaniglia e cioccolato, Italia) | da 57 a 80 |
| Glucosio | 100 |
| Kiwi | 53±6 |
| Latte di soia | 32±2 |
| Latte intero | 27±4 |
| Latte scremato | 32±5 |
| Maccheroni | 47±2 |
| Mango | 51±5 |
| Mela | da 28 a 44 |
| Miele | da 32 a 95 |
| Muffin | da 44 a 102 |
| Muesli | da 39 a 75 |
| Pane integrale | 53±3 |
| Pane bianco | da 30 a 110ÿ |
| Pane di frumento senza glutine | 76±5 |
| Pane di segale | da 50 a 64 |
| Patate al forno | 89±12 |
| Patate bollite | da 56 a 101 |
| Patate fritte (surgelate) | 75 |
| Pera | 38±2 |
| Pesca fresca | da 28 a 56 |
| Pesche in scatola | da 30 a 71 |
| Pizza al formaggio (Italia) | 80 |
| Popcorn | 72±17 |
| Prugna | 39±15 |
| Riso bianco | da 48 a 112 |
| Saccarosio/zucchero di canna | 68±5 |
| Spaghetti | 57±6 |
| Succo d'ananas | 46 |
| Succo d'arancia | 50±4 |
| Succo di mela | 40±1 |
| Succo di pompelmo | 48 |
| Succo di pomodoro | 38±4 |
| Uva | da 46 a 59 |
| Yogurt bianco | 36±4 |
| Yogurt magro | da 14 a 45 |

In genere, un valore al di sotto di 50 è considerato a basso indice e al di sopra di 50, ad alto indice. Questa tabella vuole essere una prima indicazione, ma non rappresenta tutti i cibi. Inoltre non tiene conto degli abbinamenti degli alimenti. Quando mangiamo la pasta assieme a delle verdure e anche alla carne, in qualche modo il miscuglio di cibo che si crea nello stomaco avrà un indice glicemico dato dalla media di tutti gli alimenti.

Ecco perché la dieta a Zona concede di mangiare ogni tanto la pasta, seppur in piccole quantità: la cosa più importante è associare sempre anche le proteine, che hanno un effetto contrario sull'insulina, e i grassi, che rallentano la digestione e l'assimilazione, e quindi la velocità con cui gli zuccheri finiscono nel sangue.

Ora il mio intento non è quello di spiegare il funzionamento della dieta a Zona, ma solo di illustrare alcuni principi di base necessari per capire come sono riuscito a dimagrire velocemente. Volendo fare un esempio di menù a zona, un pasto bilanciato potrebbe essere il seguente: un petto di pollo (proteine) con abbondante verdura (carboidrati) e un cucchiaio di olio extravergine di oliva (grassi). Sano, nutriente, leggero ed energetico. Con la Zona è possibile dimenticare per sempre quegli attacchi di sonnolenza caratteristici dei pranzi in cui ci si abbuffa di pasta.

Quindi la Zona è la dieta definitiva e più efficace per dimagrire? Purtroppo no, infatti anche la Zona non ce la racconta tutta. In effetti ci consiglia di mangiare un determinato numero di "blocchi" al giorno, dove per blocco si intende l'insieme di circa 9 g di carboidrati, 7 g di proteine, 3 g di grassi. Ad esempio un pasto come quello descritto sopra è composto da circa 4 blocchi. Se dovessimo fare un calcolo, potremmo dire che un blocco corrisponde a circa 100 kcal.

In genere, per una persona di media corporatura, che non fa particolare attività fisica, sono consigliati tra gli 11 e i 14 blocchi al giorno, il che equivale a 1100-1400 calorie. Quando facevo palestra seriamente, mettendo su 6 kg di muscoli in sei mesi, introducevo ben 30 blocchi al giorno, per un totale, quindi, di 3000 calorie! Ecco dove prendevo l'energia e la sostanza per creare i miei muscoli.

Quindi, secondo me, la Zona è un ottimo stile di alimentazione, perché dà energia ed equilibrio, ma se la dobbiamo considerare come dieta dimagrante presenta due problemi:

- è dimagrante solo se ci si adegua ai blocchi consigliati, quindi se si segue una dieta con pochissime calorie. E qui rientriamo nei problemi della dieta ipocalorica classica, che non funziona, di cui parlerò tra poco;

- anche seguendo i blocchi consigliati c'è un buon dimagrimento all'inizio ma poi il nostro organismo si abitua a questi bassi introiti di cibo e rallenta il proprio metabolismo, fino al punto di pareggio.

**SEGRETO n. 5: la Zona è la dieta migliore che ho sperimentato: è ottima per il mantenimento e come stile di vita, ma non è adatta a un dimagrimento veloce e duraturo.**

Mi spiego meglio, perché questo punto è assolutamente

fondamentale ed è l'errore comune di tutte le diete. Il nostro corpo brucia un tot di calorie già solo per vivere. Il consumo di calorie che avremmo comunque in un giorno, anche se dormissimo per ventiquattr'ore, si definisce "metabolismo basale". Una parte delle calorie viene consumata, ad esempio, per le funzioni vitali: il battito del cuore, la respirazione, la digestione e così via.

Una parte molto rilevante è utilizzata per la regolazione della temperatura corporea: affinché possiamo vivere mantenendo i 37 gradi, il corpo deve letteralmente bruciare le calorie, così da permetterci di sopravvivere anche a temperature più fredde, dai 20 gradi di casa agli 0 gradi di un inverno freddo. Chiaro che più la temperatura esterna è fredda e più calorie bruciamo: ecco perché d'inverno mangiamo tanto e d'estate meno, nutrendoci in modo più leggero.

Oltre a questo, qualsiasi attività facciamo, bruceremo un certo numero di calorie, tanto maggiori quanto più intensa è l'attività svolta. Ad esempio, un'ora di aerobica intensa può far bruciare fino a 500 calorie. Un allenamento di boxe, 600. Una camminata a passo veloce, 200. Il ciclismo agonistico anche 750 calorie. Stare al computer meno di 50 calorie e così via.

Quindi, tra il consumo di base e il consumo dato dal proprio stile di vita, possiamo arrivare, ad esempio, a 2000 calorie, o anche 3000 nel caso di body builder con grandi masse muscolari. Secondo le diete basate sul conteggio delle calorie, se mangiamo più di quello che consumiamo, semplicemente ingrassiamo.

Se il mio fabbisogno è di 1500 calorie al giorno e mangiando ne introduco 2000, allora avrò un surplus di 500 calorie al giorno. Il che significa che dopo venti giorni avrò accumulato 10.000 calorie di troppo, pari a più di 1 kg di grasso aggiuntivo sul mio girovita o su cosce e sedere per le donne. Viceversa, se mangiando introduco 1500 calorie, mantengo il mio peso, mentre se ne introduco 1000, allora vado in deficit di 500 calorie al giorno e dopo tre settimane avrò perso all'incirca il kg di grasso.

Semplice, no? No. Infatti nella pratica non funziona così bene come nella teoria. Se proviamo a seguire una dieta ipocalorica (ovvero con poche calorie), che è tuttora il primo consiglio che danno i medici a chi voglia dimagrire, all'inizio sicuramente perdiamo peso, perché effettivamente bruciamo più di quello che mangiamo. Quindi l'organismo, una volta consumata l'energia proveniente dal cibo, inizia a scomporre i grassi del corpo per ricavarne energia. E fin qui è perfetto, il primo kg è assicurato.

In realtà ne perdiamo anche 3, perché oltre al grasso e alle riserve di zuccheri, smaltiamo anche due litri di acqua che il corpo conserva insieme alle molecole di grassi e di carboidrati. Risultato immediato: 3 kg persi al costo di qualche piccola rinuncia e di un regime alimentare un po' stretto.

Ma qui arriva il bello. L'organismo umano non è stupido e se mette da parte delle riserve, sotto forma di grasso, è perché vuole sopperire a eventuali future carestie. Considera che l'organismo geneticamente ragiona ancora come se fossimo nell'antichità. Certe volte si mangiava, certe volte no, quindi meglio mettere da parte delle riserve.

Poi mangiamo poco e utilizziamo le riserve. L'organismo come reagisce? Semplice, si spaventa, teme di rimanere senza scorte, oltre che senza cibo: quindi rallenta il suo metabolismo, cerca di consumare meno possibile e ci sottrae energie. Non solo, quel poco cibo che gli forniamo viene accumulato come grasso proprio per la paura di rimanere senza niente. Addirittura aumenta al massimo l'assimilazione del cibo ingerito, non facendosene scappare neanche un briciolo. Questo significa assimilare il 100% delle calorie ingerite e nel tempo significa che lo stesso cibo che non ci ha mai fatto ingrassare, improvvisamente ci fa ingrassare a dismisura.

Risultato: con la dieta da 1000 calorie non siamo più in deficit ma siamo in pareggio, perché ora l'organismo consuma solo 1000 calorie al giorno. Si è adeguato al nostro cibo. Inoltre siamo stanchi morti e non abbiamo energie. Aggiungi che non caliamo più di peso, quindi iniziamo anche a stressarci e diamo la colpa al povero medico e alla sua dieta inutile.

Non è finita. Smettiamo di fare la dieta, dicendoci che: «Tanto non funziona.» giusto? Ricominciamo a mangiare le nostre 1500 calorie e recuperiamo un po' di energie. Peccato che nel frattempo il nostro corpo si è abituato a consumarne solo 1000 e in un mese riprendiamo non solo il kg di grasso perso più i 2 kg d'acqua, ma anche un altro paio di kg per via del surplus di calorie introdotte e della maggiore capacità di assimilazione.

È chiaro il meccanismo? Più cerchiamo di dimagrire, più ingrassiamo. Si tratta della dieta yo-yo: torniamo sempre al punto di partenza e ingrassiamo anche di più. Questo è il più grande inganno che sia mai stato perpetrato sull'alimentazione.

**SEGRETO n. 6: in tutte le diete ipocaloriche l'organismo si adatterà a consumare meno e ci farà poi ingrassare sempre di più rispetto al punto di partenza.**

In teoria ci sarebbe ancora una strada: è quella percorsa inconsciamente dagli anoressici. Se il nostro fabbisogno è da 1500 calorie e portiamo la dieta a 1000 calorie, all'inizio dimagriamo. Poi il metabolismo si allinea alle 1000 calorie e smettiamo di dimagrire.

Allora l'anoressico cosa fa? Porta il cibo ingerito a 800 calorie e ricomincia a dimagrire. E poi 600. E poi 400. Ma con così poche calorie non si vive, lo stomaco si chiude e l'organismo rifiuta il cibo e lo rigetta. È una malattia, non è una dieta, quindi dimenticala.

## RIEPILOGO DEL CAPITOLO 1:

- SEGRETO n. 1: niente è così pieno di contraddizioni come la scienza dell'alimentazione, che è tutto fuorché una scienza esatta.

- SEGRETO n. 2: con le giuste strategie e il giusto metodo è possibile dimagrire molto velocemente, in salute e in sintonia con il nostro corpo, senza obbligo di esercizio fisico.

- SEGRETO n. 3: il nemico da combattere è l'eccesso di carboidrati che portano a un'elevata produzione di insulina, ormone responsabile della trasformazione degli zuccheri in grasso corporeo.

- SEGRETO n. 4: per dimagrire è consigliato privilegiare i carboidrati a basso indice glicemico, contenuti in verdure e frutta, e minimizzare quelli ad alto indice glicemico, contenuti in pane, pasta, pizza, zucchero ecc., che entrano in circolo nel sangue più velocemente.

- SEGRETO n. 5: la Zona è la dieta migliore che ho sperimentato: è ottima per il mantenimento e come stile di vita, ma non è adatta a un dimagrimento veloce e duraturo.

- SEGRETO n. 6: in tutte le diete ipocaloriche l'organismo si adatterà a consumare meno e ci farà poi ingrassare sempre di più rispetto al punto di partenza.

# CAPITOLO 2:

## Esperimenti con diete estreme e Low Carb

Come faccio a sapere che il metabolismo rallenta e si allinea alle calorie che ingerisco? Ci sono passato decine di volte, una per ogni dieta che ho sperimentato. Compresa la dieta a Zona, che pur essendo la mia preferita e la più efficace, non è indenne da questo problema. Così ho iniziato a spostare il focus su diete secondo le quali le calorie non hanno alcuna importanza. Era forse qui la soluzione al dilemma?

Secondo alcuni, tra cui l'italiano Alberico Lemme, famoso chimico milanese, il concetto di caloria non ha nulla a che fare con il corpo umano. La caloria, infatti, si definisce come: «La quantità di calore necessaria per far alzare di un grado centigrado un litro d'acqua distillata», ma gli esseri umani, per quanto composti al 60-70% di acqua, non sono certo forni che bruciano cibo! Il nostro organismo è regolato da altri meccanismi che riguardano l'assimilazione del cibo, la digestione, la scomposizione, il metabolismo stesso. Penso che tutto questo sia vero. Anzi, penso che sia scientificamente certo.

Purtroppo vedo un difetto anche in questo ragionamento: pur ammettendo che la caloria non è un reale indicatore per il cibo, rappresenta comunque un'unità di misura con cui possiamo contare il cibo che ingeriamo. E sapere cosa stiamo mangiando rappresenta il primo passo per avviare il processo di dimagrimento.

**SEGRETO n. 7: le calorie non rappresentano esattamente**

**quello che avviene nei processi metabolici del corpo umano, ma sono comunque l'unità di misura più precisa per monitorare cosa e quanto stiamo mangiando.**

In ogni caso ho voluto provare delle diete che non tengono conto delle calorie e che consentono di mangiare fino a sazietà determinati cibi, purché solo quelli. Il risultato: una noia mortale. Sì un dimagrimento c'è stato, quasi a dimostrare che la teoria della calorie è errata e fuorviante, ma lo stile di alimentazione si è rivelato così noioso che mi è stato impossibile proseguire per più di tre settimane. Non solo: dopo un po' non potevo più vedere certi cibi, quindi nonostante il permesso di mangiarli a sazietà, lo stomaco mi si chiudeva molto prima, e quindi automaticamente ne mangiavo piccole quantità. Alla fine anche questa si era trasformata in una dieta ipocalorica.

Tuttavia, una speranza e una forte spinta motivazionale mi è venuta da Timothy Ferris e dal suo ultimo bestseller *4-Hour Body* nel quale propone la dieta Slow Carb, che evita il conteggio di calorie ed è basata su cinque semplici principi:

- regola 1: evitare i carboidrati bianchi, tra cui pane, riso, pasta, cereali, patate, zucchero bianco, cibo fritto con pangrattato e così via;

- regola 2: mangiare gli stessi cibi in continuazione, sempre gli stessi. Nonostante una delle principali raccomandazioni dei dietologici sia quella di variare spesso l'alimentazione, Ferris dice che è meglio seguire una dieta rendendo le cose semplici piuttosto che non seguirla perché troppo complicata. I cibi ammessi sono solo questi: bianchi d'uovo, ovvero gli albumi, e ogni tanto un uovo intero; petto di pollo, manzo e maiale biologici; legumi, fagioli di ogni tipo, piselli, insalata, spinaci, asparagi e altre verdure;

- regola 3: non bere calorie. Bere due-tre litri di acqua al giorno, evitando bevande, cole, succhi di frutta e latte che apportano fiumi di zuccheri invisibili. Concesso del vino ogni tanto;

- regola 4: evitare la frutta. Il fruttosio contenuto nella frutta è pur sempre uno zucchero e come tale favorisce l'ingrassamento;

- regola 5: prendersi un giorno libero a settimana, ad esempio il sabato o la domenica. Nel giorno prescelto come libero si può mangiare ciò che si vuole. Questo è importante per tenere alto il metabolismo. Anzi, più mangiamo più dimagriamo.

Devo dire che questa dieta mi ha offerto molti spunti, anche se poco si adatta al mio stile di alimentazione e a quello italiano in generale. Inoltre rinunciare alla frutta mi sembra una pazzia: è buona, è naturale, è ricca di vitamine e sali minerali, e tutto sommato il fruttosio è considerato uno zucchero a basso indice glicemico. In più la presenza di fibre rallenta ancora di più il suo afflusso nel sangue, quindi la risposta insulinica è abbastanza moderata.

Ad ogni modo è stata molto motivante e inoltre tocca alcuni punti importanti e innovativi, tra cui il giorno libero per tenere alto il metabolismo e risolverne il rallentamento. L'ho trovata interessante.

**SEGRETO n. 8: la dieta Slow Carb è efficace perché elimina del tutto i carboidrati ad alto indice glicemico e contiene spunti interessanti per tenere alto il metabolismo.**

Naturalmente la giornata libera con alti carboidrati ha il suo chiaro difetto: sì, tiene alto il metabolismo, ma con esso anche l'insulina e quindi il rischio di rimettere su il grasso è molto elevato. Inoltre c'è, secondo me, un errore di fondo nella psicologia di questo approccio: se ho bisogno della giornata libera, vuol dire che la dieta di tutti i giorni è troppo stretta e con troppe privazioni per essere seguita con costanza. Infatti ho visto che tanti miei amici che la seguivano, o dicevano di seguirla, si concedevano più giornate libere che non giornate Slow Carb. No, non era quello che stavo cercando.

Ho comunque voluto approfondire il discorso dell'abolizione dei carboidrati, con particolare riferimento a quelli bianchi ad alto indice glicemico, e questo mi ha portato verso nuovi studi: la Paleo Diet e le diete Low Carb. La Paleo Diet, ideata da Loren Cordain, è la dieta del "paleolitico", ovvero dell'uomo preistorico che viveva di caccia agli animali e di prodotti della natura, verdure, frutta e anche uova. Egli godeva di ottima salute e possedeva un fisico invidiabile e muscoloso.

Il nostro organismo ha bisogno di almeno 100-200.000 anni per modificarsi e adattarsi a una nuova alimentazione. Quindi se per milioni di anni l'uomo ha mangiato carne, piante e frutta non possiamo pensare che possa mangiare altro, perché il nostro corpo non è in grado di assimilarlo efficientemente.

Il grano, in particolare, è stato introdotto solo da 10.000 anni. Quindi non siamo in grado di assimilare bene tutti i suoi derivati, dalla pasta al pane, dalla farina alla pizza. Infatti moltissime persone hanno intolleranze se non anche allergie. E chi non le ha, semplicemente accumula i carboidrati del grano come grasso.

Non solo: al giorno d'oggi il grano è anche impoverito della sua parte più preziosa, la fibra, sostanza inassimilabile che rende i carboidrati meno dannosi e aiuta il nostro intestino a funzionare bene. Ecco perché parliamo di carboidrati bianchi. Invece, se proprio dobbiamo mangiarli, è meglio mangiare **integrale**: pane integrale, pasta integrale, cereali integrali e altri carboidrati ricchi di fibra.

È sempre la solita differenza tra carboidrati ad alto indice glicemico e a basso indice glicemico. I primi sono considerati "cattivi" perché creano un'improvvisa glicemia nel sangue e conseguente rilascio eccessivo di insulina. I secondi sono rallentati dalla fibra: appaiono più "brutti" da un punto di vista commerciale, ma sono più sani.

Lo stesso dicasi del latte. Gli esseri umani non sono nati per bere latte di vacca, ricco di carboidrati e di lattosio, lo zucchero del latte. La maggior parte degli adulti non produce l'enzima che serve per digerirlo, la lattasi, e infatti l'intolleranza al latte è la più diffusa al mondo. Anche i bambini di oggi hanno spesso fortissime e dolorosissime coliche dovute al latte materno, a sua volta inquinato dal latte vaccino che beviamo e dai formaggi che mangiamo. È una catena di disastri che ci stiamo portando avanti da 10.000 anni e che non risolveremo per almeno altri 100.000 anni.

Eliminando carboidrati e latte dalla nostra dieta, mangiando carne, pesce e verdure, la nostra alimentazione sarebbe più sana, più leggera, più consona al nostro organismo. Questo è innegabile.

**SEGRETO n. 9: la Paleo Diet ci riporta a un'alimentazione preistorica, fatta solo di carne, frutta, verdura e uova, con buoni risultati per il nostro organismo.**

Purtroppo anche qui c'è un grosso problema: il nostro uomo paleolitico era sicuramente muscoloso e asciutto, oltre che un grande atleta, ma rispetto all'uomo di oggi certamente non mangiava pesticidi nelle verdure, antibiotici e ormoni nella carne, mercurio nel pesce. Non respirava aria inquinata e polveri sottili. Non beveva acqua avvelenata e piena di cloro. Per non parlare delle nostre mozzarelle blu alla diossina!

Oggi non è facile mangiare sano e ricorrere al biologico è una soluzione costosa e non necessariamente sicura al 100%. Inoltre di molti prodotti non esiste la versione bio, quindi siamo comunque sottoposti a forti avvelenamenti quotidiani. In ogni caso sentivo di avvicinarmi alla verità e a soluzioni sempre più efficaci e sane.

Se il problema era costituito dall'assunzione di carboidrati, allora dovevo studiare le diete Low Carb, anche quelle considerate meno sane, in particolare la Atkins e la Metabolica. Sono meno famose della Zona, ma anch'esse hanno avuto un seguito molto elevato negli Stati Uniti. In comune hanno lo stesso principio: i carboidrati sono "cattivi" e bisogna tenerli bassi e limitarli strettamente a quelli più sani, ovvero le verdure e in alcuni casi la frutta.

Secondo le diete Low Carb, l'obiettivo è quello di insegnare al proprio corpo a consumare grassi, invece che carboidrati, per produrre energia. Normalmente il nostro corpo prende energia dai carboidrati. Noi mangiamo la pasta, questa viene trasformata in zuccheri e finisce nel sangue per darci energia. Quando è troppa, gli zuccheri vengono archiviati dapprima come scorta nei muscoli e nel fegato e poi quelli ulteriormente eccedenti sono conservati sotto forma di grasso.

Cosa succede se non mangiamo abbastanza carboidrati? Niente, perché tanto abbiamo una riserva di 500-600 g di zuccheri sparsi nel corpo, quindi abbastanza per andare avanti per diverse decine di ore, se non anche per alcuni giorni.

Alcune ricerche dicono che, già solo con il metabolismo basale, consumiamo circa 100-180 g di zuccheri al giorno per il fabbisogno interno e per il funzionamento del cervello. Quindi l'autonomia è buona e in nessun caso vengono intaccati i grassi depositati.

Le diete che ho sperimentato dicono in sostanza questo: il nostro corpo è abituato ad andare a benzina, costituita dagli zuccheri; cosa succede se immettiamo solo metano, ovvero i grassi? Succede che dopo un po' il corpo si abituerà ad andare a metano e inizierà a consumare anche le riserve depositate.

Immaginiamo di mangiare solo 50 g di carboidrati al giorno, come prescritto dalle diete Low Carb. Se ogni giorno ne consumiamo un minimo di 100-180g, dopo poco tempo avremo finito le riserve e inizieremo a consumare grassi. Giusto? Non esattamente.

Non basta tenere bassi i carboidrati per insegnare al corpo ad andare "a grassi". Per questo le diete strettamente Low Carb sono considerate inefficaci sul lungo periodo anche se sul breve funzionano tutte perché sono ipocaloriche.

Ecco perché la Atkins e la Metabolica hanno aggiunto un altro elemento: l'hi fat, ovvero tanti grassi. In queste diete non solo bisogna tenere bassi i carboidrati per consumarne le riserve, ma occorre anche tenere alti i grassi in modo da abituare il corpo, con calma e passo dopo passo, a procurarsi energia prima dai grassi provenienti dall'alimentazione che sono già pronti e disponibili, e più avanti dai grassi di riserva del corpo. Funzionano? Assolutamente sì!

**SEGRETO n. 10: le diete Low Carb-Hi Fat, come la Atkins e la Metabolica, sono molto efficaci per un rapido dimagrimento perché insegnano al nostro corpo come sviluppare energia dai grassi invece che dai carboidrati.**

Gli ultimi centimetri di girovita, quelli difficilissimi da perdere e che hanno fatto la differenza tra una pancia piatta ma non tonica e una pancia piatta con addominali scolpiti, li ho eliminati utilizzando alcuni principi di queste diete. Perché solo alcuni principi? Perché queste diete hanno dei pro ma anche dei grandi contro.

I vantaggi consistono nel fatto che è abbastanza facile seguirle: è consentito mangiare in abbondanza tutte le carni che si vogliono, pesce, formaggi di ogni tipo, buone quantità di olio e frutta secca. In generale si possono tenere molto alti i grassi "insaturi" considerati sani, come l'olio d'oliva, il pesce grasso e la frutta secca.

Altro vantaggio: grazie ai grassi che introduciamo, manteniamo l'apporto calorico molto elevato, quindi il problema delle diete ipocaloriche sembra essere stato messo da parte. L'organismo non ha nulla a cui abituarsi, anzi semmai è incentivato a consumare di più perché quando si abitua a trarre energia dai grassi ne ha a disposizione una quantità enorme, sia per via delle riserve accumulate, sia perché ogni grammo di grasso ha ben 9 calorie, contro le 4 dei carboidrati.

E allora qual è il problema? Basta fare un giro su internet e troveremo la risposta. Queste diete sono considerate "pericolose" per via dello scarso apporto di carboidrati, necessari per il funzionamento del cervello, e per l'effetto chetogenico, infatti vengono anche definite come "chetogeniche". Di che si tratta?

In pratica quando avviene la "lipolisi" ovvero lo scioglimento dei grassi a scopo energetico, la reazione chimica dà origine ai cosiddetti "corpi chetonici" che normalmente, e in quantità minime, vengono smaltiti dalla respirazione e dall'urina.

Secondo diversi studi i corpi chetonici hanno comunque una funzione importante e possono essere utili. Ma se vengono prodotti in grandi quantità e per lungo tempo, allora finiscono per rendere più acido il sangue e alterare il nostro PH interno. Il che può comportare gravi conseguenze per la salute.

Non sono un medico, ma ho studiato ed è mio dovere dire che queste diete non possono essere utilizzate a lungo perché nonostante abbiano avuto un successo mondiale e siano state usate anche da alcune star di Hollywood, sono estreme.

Chi decide di seguirle, anche per poco tempo, non deve farlo mai senza aver fatto delle analisi del sangue per controllare il proprio stato di salute. Occorre farsi sempre seguire da un medico esperto che possa affiancare le nostre scelte.

Una correzione che è stata apportata a queste diete per risolvere il problema è quella della "ricarica di carboidrati". Il dottor Mauro

De Pasquale, ideatore della dieta Metabolica, consiglia il seguente regime:

*Fase di scarico di carboidrati (dodici giorni)*

- 30 g di carboidrati al giorno;

- 50-65% di grassi;

- 30-50% di proteine.

*Fase di carico di carboidrati (due giorni)*

- 35-55% di carboidrati;

- 20-40% di grassi;

- 15-30% di proteine.

Dopo questa prima fase, gli intervalli non dureranno più due settimane ma solo una, quindi saranno cinque giorni di scarico e due di ricarica. In pratica, durante la settimana mangeremo pochissimi carboidrati, mentre nel weekend andremo a più non posso, così da ricaricare tutte le scorte. Il che è sufficiente per insegnare al corpo ad andare a grassi.

Questa è una buona soluzione per ristabilire l'equilibrio interno del sangue e dei corpi chetonici? In parte sì e in parte no. Personalmente temo che l'intervello di cinque giorni sia comunque troppo lungo da lasciare a eventuali disequilibri interni.

Inoltre vedo un problema in più: la ricarica di carboidrati è drastica e porta a uno dei principali problemi dell'ingrassamento, ovvero l'elevata produzione di insulina. Esattamente come il giorno libero della dieta Slow Carb di Ferris.

Ma come: l'obiettivo delle diete Low Carb è quello di eliminare gli eccessi di insulina e poi facciamo la ricarica settimanale a base di pizza e pasta? Funziona, perché funziona, ma non mi convince sul fatto di essere salutare a lungo termine.

La dieta Atkins è più moderata: è vero che parte da 20 g di carboidrati al giorno, ma con l'intento di aumentarli di 5 g in 5 g, a seconda di come risponde il metabolismo, finché non raggiungiamo il punto esatto in cui smettiamo di dimagrire. Questa dieta porta a un controllo totale del proprio corpo e ci permette di capire con esattezza quanti carboidrati possiamo mangiare se vogliamo dimagrire, ingrassare o mantenere il nostro peso.

Quello che ho scoperto per me, ma che sembra essere valido per un buon 90% della popolazione, è che è possibile dimagrire bene anche consumando fino a 100 g di carboidrati al giorno. Secondo Mark Sisson, autore di *The Primal Blueprint*, la curva dei carboidrati è la seguente:

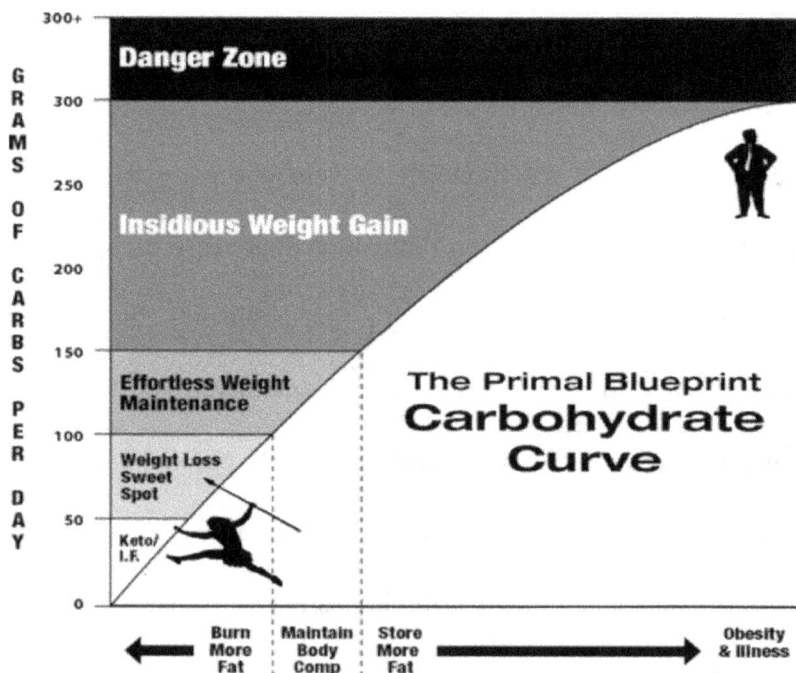

- 0-50 g di carboidrati: diete chetogeniche, estreme, da utilizzare solo per brevi periodi di forte dimagrimento;

- 50-100 g di carboidrati: miglior intervallo per il dimagrimento costante e equilibrato;

- 100-150 g di carboidrati: miglior intervallo per il mantenimento dell'attuale peso corporeo;

- 150-300 g di carboidrati: elevato rischio di ingrassare: è l'intervallo nel quale abitualmente stiamo mangiando pasta, pane, pizza e patate;

- 300 g di carboidrati e più: zona pericolo: qui l'obesità può diventare certezza e il rischio di malattie come diabete, infarto e tumori è elevata.

**SEGRETO n.11: una quantità di carboidrati compresa tra 0 e 50 g porta a un dimagrimento rapido ma pericoloso; tra 50 e 100 g vi è un dimagrimento equilibrato e salutare; tra 100 e 150 g vi è uno stato di mantenimento del peso forma; tra 150 e 300 g si ingrassa; oltre i 300 si può arrivare all'obesità e si è a rischio di malattie gravi.**

Per la mia esperienza questo schema è assolutamente esatto. Il che non vuol dire però che sia la soluzione più giusta e la dieta definitiva. Infatti stabilire un certo numero di carboidrati, ad esempio 60 g piuttosto che 90 g, non è sufficiente. Il rischio di tornare al punto di rallentamento da parte dell'organismo è molto alto e dopo un po' il dimagrimento potrebbe bloccarsi. E allora come fare?

## RIEPILOGO DEL CAPITOLO 2:

- SEGRETO n. 7: le calorie non rappresentano esattamente quello che avviene nei processi metabolici del corpo umano, ma sono comunque l'unità di misura più precisa per monitorare cosa e quanto stiamo mangiando.

- SEGRETO n. 8: la dieta Slow Carb è efficace perché elimina del tutto i carboidrati ad alto indice glicemico e contiene spunti interessanti per tenere alto il metabolismo.

- SEGRETO n. 9: la Paleo Diet ci riporta a un'alimentazione preistorica, fatta solo di carne, frutta, verdura e uova, con buoni risultati per il nostro organismo.

- SEGRETO n. 10: le diete Low Carb-Hi Fat, come la Atkins e la Metabolica, sono molto efficaci per un rapido dimagrimento perché insegnano al nostro corpo come sviluppare energia dai grassi invece che dai carboidrati.

- SEGRETO n. 11: una quantità di carboidrati compresa tra 0 e 50 g porta a un dimagrimento rapido ma pericoloso; tra 50 e 100 g vi è un dimagrimento equilibrato e salutare; tra 100 e 150 g vi è uno stato di mantenimento del peso forma; tra 150 e 300 g si ingrassa; oltre i 300 si può arrivare all'obesità e si è a rischio di malattie gravi.

# CAPITOLO 3:

## Sfruttare il metabolismo

## per dimagrire velocemente

Dopo aver studiato e sperimentato tutte queste diete nel corso del tempo, ho tentato di trovare una risposta alle questioni più spinose, ricercando i punti in comune tra tutti i sistemi. Ed ecco i risultati:

1) **carboidrati:** dopo decenni passati ad accusare i grassi dell'obesità dilagante, oggi praticamente tutte le diete, a esclusione della Mediterranea, concordano sul punto che il vero danno è fatto dai carboidrati. Troppi carboidrati ad alto indice glicemico: zucchero, pane, pasta, pizza ecc.,

comportano livelli elevatissimi di zuccheri nel sangue e un conseguente rilascio eccessivo di insulina. L'insulina fa abbassare la glicemia del sangue, trasformando gli zuccheri in grassi del corpo. In natura non sembrano esistere "carboidrati essenziali" al contrario delle proteine e dei grassi essenziali. La conclusione sembra essere che dobbiamo limitare molto i carboidrati ad alto indice, privilegiando invece quelli a basso indice, ovvero frutta, verdura e alcuni cibi integrali;

2) **proteine:** le proteine hanno riscosso sempre più popolarità e sono un punto di forza di tutte le diete. Le proteine danno sazietà, combattono gli eccessi di insulina, eliminano la ritenzione idrica che tante donne lamentano. Inoltre sono i mattoni principali dei muscoli e della massa magra, quindi sono fondamentali. Alcuni amminoacidi che compongono le proteine sono "essenziali" cioè il nostro organismo non è in grado di produrli e quindi ha bisogno di immetterli attraverso

il cibo. La quantità di proteine consigliata da molti medici è di 0,7-1 g per kg di peso, fino ai 2 g per gli atleti e i body-builder. Troppe proteine sovraccaricano inutilmente reni e fegato, quindi non bisogna eccedere. Le fonti privilegiate di proteine sono le carni magre, il pesce, gli albumi d'uovo, il latte e, in seconda battuta, anche i legumi e la soia;

3) **grassi:** i grassi hanno subito un duro attacco in passato e molti dei prodotti dimagranti sono definiti, appunto, "magri" quando hanno pochi grassi. In realtà i grassi rallentano la digestione e abbassano l'indice glicemico quando mischiati a carboidrati ad alto indice, quindi sono molto importanti. Inoltre per sciogliere i grassi c'è bisogno di introdurre grassi, quindi per dimagrire sono fondamentali. Come le proteine, alcuni grassi sono "essenziali" quindi è necessario introdurli tramite il cibo. Tra questi i famosi e salutari Omega-3, presenti nel pesce. Le fonti privilegiate di grasso sono costituite dai grassi insaturi presenti

in olio extravergine di oliva, pesci grassi e frutta secca come mandorle e nocciole;

4) **calorie:** nonostante il lungo dibattito sul fatto che il corpo umano non sia paragonabile a un forno che brucia cibo, ritengo che le calorie siano uno strumento, se non esatto, comunque rappresentativo del cibo che mangiamo. Il conteggio delle calorie può aiutare, soprattutto chi è alle prime armi, a conoscere ciò che sta mangiando e a comprendere le proprie abitudini errate. L'importante è non incaponirsi eccessivamente: va bene fare degli schemi ma non è il caso di fissarsi. Non c'è una risposta univoca circa il quantitativo di calorie da introdurre ogni giorno poiché ogni dieta si basa su teorie differenti. Tuttavia, secondo la mia esperienza, è possibile fare dei calcoli che approssimano la realtà e che permettono di ottenere ottimi risultati. Infine, come abbiamo visto, rimane aperta la questione secondo la quale la

limitazione delle calorie comporta un rallentamento del metabolismo: questo è un problema enorme, ma a breve fornirò la soluzione definitiva.

Quelli che ho elencato sono i quattro argomenti più controversi; combinandoli in modo differente è possibile creare tutte le diete di cui abbiamo parlato.

**SEGRETO n. 12: carboidrati, proteine, grassi e calorie sono i quattro elementi che determinano tutte le diete e che ho dovuto imparare a conoscere bene per poter essere magro per sempre.**

Su internet possiamo trovare decine di siti che, per ogni singolo cibo, ci aiutano nel conteggio delle calorie e dei macronutrienti. Tra tutti io utilizzo *FatSecret.com* che ha un motore di ricerca completo che dice esattamente la quantità di carboidrati, proteine,

grassi e calorie di ciascun cibo. È molto completo ma, purtroppo,

è in inglese; tuttavia ne esiste una versione in italiano come

applicazione per l'iPad, denominata "Contacalorie".

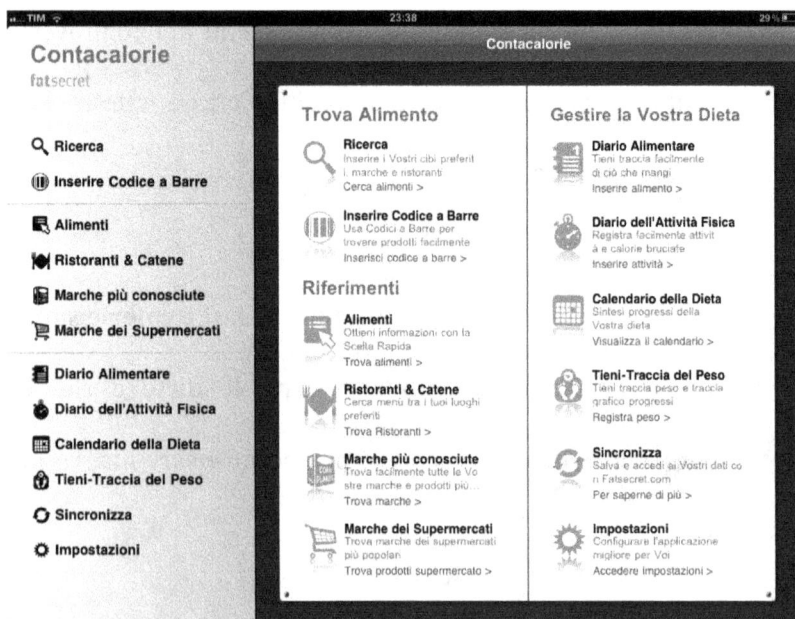

Personalmente ho passato moltissimo tempo a creare dei menù

standard da seguire ogni giorno, a seconda delle varie diete che stavo sperimentando. Purtroppo ognuna di esse funzionava solo per le prime settimane, sempre per il solito motivo: seguivo uno schema esatto, come prescritto dalla dieta di turno, e dopo qualche giorno o settimana il metabolismo iniziava a rallentare sempre di più fino a un punto di pareggio tra calorie ingerite con il cibo e calorie consumate dal metabolismo.

Quindi, a un certo punto della mia vita, le avevo sperimentate tutte, avevo verificato che ognuna di esse aveva un buon fondo di verità e funzionava per un po' di tempo ma poi stop. Avevo finalmente trovato la risposta ai primi tre punti chiave: carboidrati, proteine e grassi, ma ancora non riuscivo a risolvere il nodo problematico relativo al punto 4, ovvero il fabbisogno di calorie.

Ovunque lo fissassi, l'organismo mi seguiva, raggiungeva il punto di pareggio e il mio dimagrimento si bloccava. Non solo: appena ricominciavo a mangiare riprendevo i miei kg e anche qualcuno in più. Finché un giorno, la grande **intuizione!**

L'organismo è un alleato, non può essere causa dell'ingrassamento. Il suo scopo è proteggermi dalle carestie, da momenti di magra: vuole salvarmi la vita. Solo che lo fa in maniera poco efficiente per i miei obiettivi. Come potevo convincere l'organismo che non c'era alcuna carestia in vista né pericolo di vita?

Ho trovato il modo, che non consiste nel seguire una dieta in particolare, perché tutte cadono nello stesso problema dell'abitudine e del rallentamento. Il modo è il seguente: alternare le diete più efficaci in micro-cicli brevi, in modo da confondere l'organismo e non farlo abituare a nessuno schema in particolare. Maggiore è la variazione, maggiore è il risultato.

**SEGRETO n. 13: la soluzione definitiva per evitare il rallentamento del metabolismo che rende inefficaci tutte le diete, è quella di alternare le diete migliori in micro-cicli brevi, in modo da confondere l'organismo e non farlo abituare a nessuno schema in particolare.**

Lo ripeto perché è un concetto fondamentale: alternando le diete ciclicamente, il metabolismo non fa in tempo ad abituarsi a eventuali abbassamenti di calorie e si mantiene elevato. Per mettere in pratica questa idea, ho provato a creare dei cicli all'interno di una stessa dieta. Seguendo una dieta a Zona da 1500 calorie, dopo un paio di settimane al massimo il mio fisico si abituava e smetteva di dimagrire.

Sarebbe stata perfetta se avessi voluto mantenere il peso forma, ma essendo il mio obiettivo quello di dimagrire, ho pensato di alternare periodi da 1300 calorie e periodi da 1700. Era sicuramente più efficace che mantenere 1500 calorie per tutto il tempo. Mi spiego? Il metabolismo è rimasto a 1700, ma nei giorni da 1300 ero in deficit di 400 calorie, il che significava dimagrimento costante.

Immaginiamo invece non solo di alternare l'apporto calorico all'interno di uno stesso tipo di dieta, ma addirittura di alternare le diete stesse. Se la mia intuizione era giusta, le questioni che dovevo risolvere erano tre:

1) qual è, esattamente, il fabbisogno di calorie necessario per dimagrire;

2) quanto devono durare questi cicli alternati;

3) quali sono le diete più efficaci da utilizzare per dimagrire velocemente.

Iniziamo dalla prima domanda: «Qual è, esattamente, il fabbisogno di calorie necessario per dimagrire?» Online si possono trovare diversi siti per calcolare il proprio fabbisogno esatto in base a peso, altezza, sesso e attività fisica. Basta cercare su Google "calcolo fabbisogno calorico" per trovare decine di metodi.

Un metodo semplice, non esattamente accurato ma abbastanza buono per farsi un'idea, è quello di moltiplicare il proprio peso per 31 se si è sedentari, per 38 se si è abbastanza sportivi. Con i miei parametri, il mio fabbisogno normale è indicato in circa 2200 calorie al giorno. Con l'obiettivo di smaltire mezzo kg a settimana, che secondo me e anche secondo la letteratura medica, è il peso giusto che si può perdere in maniera equilibrata e salutare, dovevo creare un deficit di circa 4500 calorie, pari a 500 g di grasso da 9 kcal per g. Diviso per sette giorni, equivale a circa 650 calorie al giorno di deficit. Pertanto avrei dovuto introdurre in media 1550 calorie al giorno.

Ad esempio, per un uomo sedentario del peso di 80 kg, il fabbisogno normale è calcolato in 2500 calorie; meno 650 fa 1850 calorie al giorno. Invece per una donna del peso di 60 kg, il fabbisogno normale è calcolato in 1800 calorie; meno 650 fa 1150.

**SEGRETO n. 14: per dimagrire un massimo di mezzo kg a settimana si calcola il fabbisogno di calorie giornaliero in base a peso, altezza, sesso e tipo di attività e poi si sottraggono 650 calorie.**

Passiamo ora alla seconda domanda: «Quanto devono durare

questi cicli alternati?» Non avendo trovato libri sull'argomento né particolare materiale sui forum online, la risposta l'ho dovuta cercare per conto mio, sperimentando su me stesso. Partendo da quelle diete che avevano un qualche elemento ciclico come la Metabolica, che prevede cinque giorni di scarico da carboidrati + due giorni di ricarica, e la Slow Carb, che prevede sei giorni senza carboidrati ad alto indice + un giorno di totale libertà, ho iniziato proprio con cicli di una settimana.

Per l'esperimento ho alternato una settimana di dieta a Zona, che ritengo essere la più sana ed equilibrata anche a lungo termine, con una settimana senza dieta, durante la quale mangiavo senza alcuna regolazione né conteggio:

- settimana 1: dieta a Zona;

- settimana 2: nessuna dieta;

- settimana 3: dieta a Zona;

- settimana 4: nessuna dieta;

- settimana 5: dieta a Zona.

I risultati sono stati molto buoni, considerando che su cinque settimane, ne ho trascorse due mangiando liberamente anche fritti, pizza e gelato. Lo scopo dell'esperimento era quello di dimostrare che la dieta a Zona, se alternata a un periodo più calorico, avrebbe avuto il suo massimo effetto. Maggiore che se avessi fatto cinque settimane di Zona di seguito, che avrebbero portato il mio metabolismo a rallentare troppo. Come dicevo, i risultati sono stati buoni, ciò significava che finalmente ero sulla strada giusta, tuttavia ho riscontrato ancora due problemi.

Il primo è che avevo l'impressione che dopo sette giorni comunque il corpo si fosse già abituato e che il metabolismo stesse rallentando. Addirittura dopo tre giorni avevo iniziato ad avvertire un calo. Forse era un'impressione, forse era il fatto di mangiare di meno o forse era proprio il temuto rallentamento metabolico. Il secondo problema è che, nonostante l'alternanza, ancora mi annoiavo a mangiare per sette giorni le stesse cose, nella stessa quantità, magari solo con piccole variazioni.

La soluzione però era dietro l'angolo. Ho pensato semplicemente che se funzionava l'idea del ciclo alternato, a maggior ragione doveva funzionare l'idea di alternare cicli ancora più brevi, di massimo tre giorni. Inoltre volevo sperimentare il mantenermi sempre in Zona, solo alternando l'apporto calorico. Se il mio fabbisogno per dimagrire è di 1550 calorie, allora potevo alternare tre giorni da 1750 e tre giorni da 1350:

1) 3 giorni dieta a Zona 1750 kcal;

2) 3 giorni dieta a Zona 1350 kcal;

3) 3 giorni dieta a Zona 1750 kcal;

4) 3 giorni dieta a Zona 1350 kcal.

Risultati? Ottimi! Stavolta è andata molto meglio, ho variato maggiormente l'alimentazione e non ho dato tempo al mio organismo di abituarsi all'apporto calorico basso da 1350 calorie, perché dopo solo tre giorni passavo alle 1750. Inoltre sono rimasto sempre in Zona, senza eccessi di pasti liberi e cibi non salutari, quindi avendo sempre energia al massimo.

In questo modo, oltre al deficit calorico di partenza (ricordo che il mio fabbisogno calcolato è di 2200 calorie) ho creato un deficit calorico aggiuntivo e reale di 400 calorie al giorno nei sei giorni ipocalorici, per un totale di 2400 calorie in più. E questo si è visto immediatamente nei risultati della bilancia: avevo perso un altro mezzo kg e un altro cm di girovita in pochi giorni.

A questo punto, considerati i risultati eccellenti, ho pensato di ridurre ancora i cicli, stavolta a un solo giorno:

- 1 giorno: dieta a Zona 1750 kcal;

- 1 giorno: dieta a Zona 1350 kcal;

- 1 giorno: dieta a Zona 1750 kcal;

- 1 giorno: dieta a Zona 1350 kcal;

- 1 giorno: dieta a Zona 1750 kcal;

- 1 giorno: dieta a Zona 1350 kcal;

- 1 giorno: dieta a Zona 1750 kcal;

- 1 giorno: dieta a Zona 1350 kcal;

- 1 giorno: dieta a Zona 1750 kcal;

- 1 giorno: dieta a Zona 1350 kcal.

Strepitoso! Dopo dieci giorni di esperimenti, i risultati erano sempre migliori e la mia pancia sempre più definita. Questo vuol dire che, anche se non ne ero consapevole, nel ciclo di tre giorni il metabolismo si era comunque leggermente abituato e rallentato. Con un solo giorno non poteva veramente abituarsi in nessun modo.

**SEGRETO n. 15: il miglior mini-ciclo con cui alternare la dieta per dimagrire velocemente è di un giorno, in modo che il metabolismo non abbia alcuna possibilità di abituarsi e rallentare.**

Terza e ultima domanda: «Quali sono le diete più efficaci da utilizzare per dimagrire velocemente?» Nei miei esperimenti ho iniziato con la Zona per non falsare i test. Avevo bisogno di confrontare i cicli tra loro senza risultati dipendenti dalle caratteristiche di diete diverse tra loro.

Se avessi confrontato prima la Zona con la Metabolica, piuttosto che con la Slow Carb, non avrei potuto constatare se i risultati erano dati dalla dieta o dai cicli. Invece, in questo modo, ho avuto la certezza che, a parità di dieta, il ciclo di un giorno è il migliore in assoluto per dimagrire velocemente.

A questo punto si trattava di capire se era possibile alternare le diete tra di loro in modo da utilizzare il metabolismo a mio vantaggio, senza incorrere in pericolosi effetti collaterali. Ad esempio abbiamo visto che nella dieta Metabolica si alternano cinque giorni di scarico di carboidrati e due giorni di ricarica. Il problema nasce su entrambi i fronti, perché lo scarico è a mio giudizio troppo lungo e crea eccesso di corpi chetonici nell'organismo e quindi acidità nel sangue; la ricarica invece è eccessiva nelle quantità e quindi provoca un eccessivo rilascio di insulina.

Una Metabolica con ciclo di un giorno potrebbe funzionare meglio? Secondo me sì, perché si potrebbe sfruttare l'effetto dimagrante dei corpi chetonici, senza prolungarne troppo la presenza nel corpo, in modo da goderne gli effetti benefici senza incorrere nei dannosi effetti collaterali. Tuttavia la ricarica di carboidrati sarebbe comunque troppo orientata all'insulina e quindi, nel complesso, ci farebbe ingrassare.

E se sostituissimo il giorno di ricarica a base di carboidrati con una semplice giornata di dieta a Zona, più equilibrata nei suoi nutrienti? Sarebbe comunque a prevalenza di carboidrati (40%), ma l'effetto dell'insulina sarebbe tenuto a bada dalle proteine (30%) e dai grassi (30%).

Ero molto soddisfatto di questa idea e quindi ho vagliato una per una tutte le diete che avevo sperimentato e ho iniziato a immaginare di prendere le parti migliori di ciascuna e alternarle in micro-cicli di un giorno. Ed è così che ho iniziato a sperimentare la seguente dieta ciclica:

- 1 giorno: dieta a Zona da 1500 kcal;

- 1 giorno: dieta Metabolica da 2200 kcal;

- 1 giorno: dieta Low Carb da 1100 kcal.

E poi si ricomincia. Perché queste tre diete? E perché in questo ordine e con questo tot di calorie? La risposta è che per me hanno rappresentato la condizione migliore per dimagrire velocemente senza aver appesantito il mio organismo. Il primo giorno, parto con una dieta sana ed equilibrata, una dieta a Zona da 1500 calorie, che tiene alto il metabolismo e mi carica di tutti i nutrienti: 40% di carboidrati (pari a 150 g, 600 kcal), 30% di proteine (112 g, 450 kcal) e 30% di grassi (50 g, 450 kcal).

Il secondo giorno utilizzo la meno equilibrata dieta Metabolica, il cui scopo è quello di ricordare al mio organismo che può andare "a grassi", cioè che può ricavare l'energia non solo dai carboidrati ma anche dai grassi. Per far questo mangio la giusta dose di proteine (al massimo 2 g per kg) che aiuta a preservare i muscoli, pochi carboidrati (intorno ai 50 g) e per colmare la residua necessità calorica introduco grassi buoni come olio d'oliva, noci, nocciole, mandorle, pesce grasso, carne possibilmente biologica e Omega-3.

Con questa abbondanza di grassi è facile arrivare alle 2200 calorie che tengono il metabolismo al suo livello massimo, infatti 2200 è il mio fabbisogno normale. In questa giornata può essere anche utile, ma non obbligatorio, fare un po' di attività fisica, così da bruciare più velocemente le riserve di zuccheri che si trovano nel fegato e nei muscoli.

In totale, nel mio caso, ho la seguente distribuzione di nutrienti: 10% di carboidrati (pari a 50 g, 200 kcal), 25% di proteine (140 g, 560 kcal), 65% di grassi (160 g, 1440 kcal).

Il terzo giorno, passo alla dieta Low Carb da 1100 calorie, che prevede un taglio totale, così da creare un deficit effettivo di ben 1100 calorie. In questa fase mangio la solita dose abbondante di proteine (2 g per kg) che mi è necessaria per evitare che l'organismo decida di scomporre i muscoli per creare energia; dopodiché la solita dose di carboidrati (sempre 50 g) e, per il resto, pochi grassi buoni.

In questo modo le scorte alimentari vengono consumate subito e il metabolismo passa ad attaccare immediatamente i grassi del corpo, trasformandoli in energia. In questa giornata il deficit calorico è davvero effettivo, perché il metabolismo è ancora regolato sulle 2200 calorie quotidiane e quindi provoca un dimagrimento molto veloce. La conseguenza è l'inizio della formazione dei corpi chetonici, dovuti allo scioglimento dei grassi corporei, che come sappiamo sono dannosi quando prolungati nel tempo.

Non è questo il caso visto che durano solamente un giorno, immediatamente, bloccati dalla colazione a prevalente contenuto di carboidrati del giorno dopo. In totale, sempre nel mio caso, ho la seguente distribuzione di nutrienti: 18% di carboidrati (pari a 50 g, 200 kcal), 50% di proteine (140 g, 560 kcal), 32% di grassi (40 g, 360 kcal).

Il quarto giorno si ricomincia con il regime previsto per il primo giorno, quindi con la dieta a Zona da 1500 calorie che ha il compito di tenere sempre a un livello medio-alto il metabolismo, di ricaricare i carboidrati e bloccare quindi la formazione di corpi chetonici. Inoltre la ricarica di carboidrati, sempre equilibrata dalla giusta dose di proteine e di grassi buoni, avrà un ottimo effetto anche sui muscoli che si riempiranno di glucosio e acqua, apparendo tonici e gonfi.

Riepilogando:

|  | 1. Zona | 2. Metabolica | 3. Low Carb |
|---|---|---|---|
| Carboidrati | 150 g (40%) | 50 g (10%) | 50 g (18%) |
| Proteine | 112 g (30%) | 140 g (25%) | 140 g (50%) |
| Grassi | 50 g (30%) | 160 g (65%) | 40 g (32%) |

SEGRETO n.16: un ciclo di tre giorni composto da dieta a Zona + dieta Metabolica + dieta Low Carb mi ha dato dei risultati eccezionali e ripetibili nel tempo, sfruttando i

**meccanismi del metabolismo a mio vantaggio per dimagrire velocemente.**

Il bilancio finale di un ciclo di tre giorni è di aver perso 1800 calorie, pari a 200 g di grasso corporeo. In trenta giorni, dieci cicli di questo tipo portano a una perdita netta di 2 kg. Non è un valore colossale, ma rispetta quel valore massimo di mezzo kg a settimana che viene considerato come la massima perdita di peso ottenibile restando in salute.

Inoltre questo tipo di dieta ciclica si basa su un criterio logico, si avvale di un metodo che funziona e di strategie che posso ripetere quante volte voglio. In più sto parlando di risultati ottenuti su un fisico già magro e asciutto, dove perdere gli ultimi 5 kg è davvero una missione impossibile.

Su una persona in sovrappeso di 20-30 kg, che ha un metabolismo basale elevatissimo e consumi quotidiani normali anche pari alle 3000 calorie, usando questi cicli credo si possano ottenere perdite di peso ben maggiori. Infatti, in questo caso, il deficit calorico sarebbe nettamente più alto e, di conseguenza, questa persona potrebbe arrivare a perdere anche 1 kg o 2 a settimana. Questo sarebbe un ottimo risultato, ma proprio perché parliamo di obesità o di forte sovrappeso, la presenza di un medico che monitori il tutto è fondamentale. Tra l'altro, in tutte le giornate del ciclo c'è una presenza mediamente elevata di proteine che va adattata alle proprie esigenze e va monitorata. Questo perché, come ho detto all'inizio, le diete iperproteiche possono affaticare reni e fegato.

Si possono apportare delle modifiche a questo schema? Naturalmente sì, siamo tutti diversi quindi ognuno deve provare e trovare ciò che più funziona sul proprio organismo. Io ho scelto di alternare queste tre diete perché sono quelle con cui ho ottenuto i risultati più veloci. È la mia esperienza personale e mi sono assunto le mie responsabilità. Chi voglia seguire una "dieta veloce" deve comprendere pregi e difetti delle diete che sceglierà di alternare, e per questo raccomando sempre di farsi seguire da un dietologo di fiducia che possa monitorare e seguire il proprio percorso, così come faccio io stesso. In ogni caso, per il concetto stesso di dieta veloce, essa deve essere intesa non come uno stile di vita alimentare ma come una procedura occasionale, non troppo prolungata, utile per perdere i kg di troppo. Per me questo ciclo ha funzionato benissimo e trovo che sia coerente con tutte le teorie sull'alimentazione, con l'aggiunta della grande intuizione dei cicli che impediscono al metabolismo di rallentare. Quando non ho bisogno di perdere tanti kg e non ho particolare fretta, mi limito ad alternare le giornate a Zona con diversi quantitativi di calorie da introdurre giornalmente. Può essere un ottimo modo per sperimentare i cicli senza utilizzare diete estreme:

- 1 giorno: dieta a Zona 1750 kcal;

- 1 giorno: dieta a Zona 1350 kcal;

- 1 giorno: dieta a Zona 1750 kcal;

- 1 giorno: dieta a Zona 1350 kcal.

In tutti i casi c'è parecchio cibo da mangiare e difficilmente si rimane affamati. Nella dieta a Zona io inserisco abitualmente anche la pasta, che pur non essendo un alimento a basso indice glicemico è comunque mediato dalla presenza di proteine e grassi. Ecco un esempio del mio menù:

Dieta a Zona da 1500 kcal (150 g C – 112 g P – 50 g G)

| | Gras | Carb | Prot | Cal |
|---|---|---|---|---|
| **Totale (12 voci)** | **53,04** | **150,06** | **111,92** | **1.518** |
| Colazione | 8 | 18,84 | 13,16 | 200 |
| **400 g Latte** | | | | | > |
| | 8 | 18,84 | 13,16 | 200 |
| Pranzo | 22,38 | 59,62 | 39,38 | 607 |
| **1 cucchiaio da tavolo Olio Extra Vergine di Oliva** | | | | | > |
| | 13,5 | 0 | 0 | 119 |
| **1 porzione Petto di Pollo** | | | | | > |
| | 7,57 | 0 | 28,96 | 191 |
| **60 g Spaghetti Secchi** | | | | | > |
| | 0,91 | 44,8 | 7,82 | 223 |
| **200 g Sugo di Pomodoro** | | | | | > |
| | 0,4 | 14,82 | 2,6 | 74 |
| Cena | 17,08 | 37,79 | 32,07 | 421 |
| **200 g Broccoli** | | | | | > |
| | 0,74 | 13,28 | 5,64 | 68 |
| **1 cucchiaio da tavolo Olio Extra Vergine di Oliva** | | | | | > |
| | 13,5 | 0 | 0 | 119 |
| **2 fette regolari Pane Integrale** | | | | | > |
| | 2,14 | 24,51 | 4,75 | 135 |
| **1 porzione Tonno in Scatola** | | | | | > |
| | 0,7 | 0 | 21,68 | 99 |
| Snacks/Altro | 5,58 | 33,81 | 27,31 | 290 |
| **1/2 serving Bresaola** | | | | | > |
| | 1,5 | 0,5 | 16 | 76 |
| **2 fette regolari Pane Integrale** | | | | | > |
| | 2,14 | 24,51 | 4,75 | 135 |
| **125 g Yogurt al Naturale** | | | | | > |
| | 1,94 | 8,8 | 6,56 | 79 |

Nella sezione "snack-altro", possiamo notare anche la presenza di almeno due spuntini, uno più leggero a metà mattina (yogurt) e uno più sostanzioso a metà pomeriggio (pane e bresaola). Gli spuntini sono assolutamente essenziali nel nostro stile di alimentazione, in quanto mantengono il metabolismo sempre impegnato e ci forniscono energia costante durante il corso della giornata.

In aggiunta consiglio di bere sempre due-tre litri di acqua al giorno: non solo l'acqua fa benissimo ma depura le cellule dalle tossine e da tutti i veleni che ci propinano nei cibi di oggi. Inoltre in molti dei casi in cui sentiamo lo stimolo della fame, in realtà si tratta di sete e con uno o due bicchieri d'acqua ci passa completamente.

Non bere acqua durante i pasti? L'ennesimo mito da sfatare. Tutti dicono di non bere durante i pasti perché l'acqua diluisce i succhi gastrici e rallenta la digestione. Ottima teoria. In pratica, nella vita di tutti i giorni, ci dimentichiamo spesso di bere e quindi è meglio bere a tavola che non bere per niente. Inoltre se la digestione si rallenta un po' tanto meglio: vuol dire che resteremo sazi più a lungo e non sentiremo la necessità di mangiare ancora.

E per quanto riguarda gli integratori? Non ne faccio uso, preferisco sempre del sano cibo. L'unico che prendo abitualmente è un multivitaminico-multiminerale che con i cibi impoveriti che vendono nei supermercati è a mio giudizio indispensabile.

Io utilizzo la dieta a Zona anche quando ho raggiunto il peso ideale e non ho più bisogno di dimagrire. In questo caso è proprio il mio stile di alimentazione a lungo termine. È la più simile all'alimentazione italiana e dopo tanti mini-cicli di tre giorni alternando la dieta a Zona, la Metabolica e la Low Carb, mi sono reso conto di quanto la Zona sia facile da seguire e di quanto sia permissiva nella scelta dei cibi. Si ha una varietà molto ampia di cibi tra cui scegliere e quindi può essere ideale per il mantenimento del peso. Chi voglia approfondirla può trovare diversi testi in italiano sull'argomento, editi da Sperling&Kupfer.

Secondo la curva dei carboidrati, per mantenere il peso a lungo termine la quantità di carboidrati introdotti giornalmente deve essere al massimo di 150 g, pertanto io utilizzo la stessa dieta a Zona della prima fase, da circa 1500 calorie, così suddivisa:

- carboidrati (40%): 150 g > 600 kcal;

- proteine (30%): 112 g > 450 kcal;

- grassi (30%): 50 g > 450 kcal.

Poiché il fabbisogno in base ai miei parametri sarebbe di 2200 calorie al giorno, una dieta del genere dovrebbe farmi dimagrire ancora. E infatti lo farà, ma solo nei primi giorni. Dopodiché, come ben sappiamo, il metabolismo si adeguerà ai nuovi introiti e mi aiuterà a mantenere questo peso per sempre.

O almeno questo accadrà finché non inizierò ad abbuffarmi in troppe occasioni e a rimettere su qualche kg di troppo. A quel punto mi basterà intervallare la mia dieta a Zona con i soliti cicli da tre giorni, che ben conosco, per riperdere così i 2 kg di troppo nel giro di poco tempo.

**SEGRETO n.17: dopo aver raggiunto il peso forma, si può mantenerlo per sempre con la dieta a Zona, il più equilibrato stile di alimentazione a lungo termine.**

RIEPILOGO DEL CAPITOLO 3:

- SEGRETO n. 12: carboidrati, proteine, grassi e calorie sono i quattro elementi che determinano tutte le diete e che ho dovuto imparare a conoscere bene per poter essere magro per sempre.

- SEGRETO n. 13: la soluzione definitiva per evitare il rallentamento del metabolismo che rende inefficaci tutte le diete, è quella di alternare le diete migliori in micro-cicli brevi, in modo da confondere l'organismo e non farlo abituare a nessuno schema in particolare.

- SEGRETO n. 14: per dimagrire un massimo di mezzo kg a settimana si calcola il fabbisogno di calorie giornaliero in base a peso, altezza, sesso e tipo di attività e poi si sottraggono 650 calorie.

- SEGRETO n. 15: il miglior mini-ciclo con cui alternare la dieta per dimagrire velocemente è di un giorno, in modo che il metabolismo non abbia alcuna possibilità di abituarsi e rallentare.

- SEGRETO n.16: un ciclo di tre giorni composto da dieta a Zona + dieta Metabolica + dieta Low Carb mi ha dato dei risultati eccezionali e ripetibili nel tempo, sfruttando i meccanismi del metabolismo a mio vantaggio per dimagrire velocemente.

- SEGRETO n.17: dopo aver raggiunto il peso forma, si può mantenerlo per sempre con la dieta a Zona, il più equilibrato stile di alimentazione a lungo termine.

# Conclusione

Credo di aver detto tutto quello che so e che ho scoperto in questi anni sull'alimentazione. Ho svelato i miei errori, i miei fallimenti, le mie delusioni, ma anche le mie intuizioni e i miei risultati. Nel mio percorso ho scoperto un mondo di contraddizioni. Lo stesso cibo è buono per alcune diete, e per alcuni medici, ed è pessimo per altre.

Per scoprire quali siano per ciascuno di noi i cibi buoni e i cattivi ci possiamo organizzare così: provare un cibo e ascoltare il nostro corpo. Se un'ora dopo averlo mangiato ci sentiamo bene, allora è un cibo buono per noi. Se invece ci sentiamo stanchi, affaticati o con lo stomaco pesante, allora non va bene. Io l'ho fatto con il latte e ho scoperto la mia verità. Chi voglia saperne di più può leggere l'ebook *Dieta 5-Sensi* che ho scritto un po' di tempo fa sull'approccio psicologico alla dieta e sulla necessità di ascoltare prima di tutto il proprio corpo.

Non voglio che i lettori seguano pedissequamente quello che ho scritto, voglio che si informino, che leggano e che approfondiscano. Per ognuna delle diete che ho nominato esistono decine di libri e quello che invito a fare è, appunto, di comprarli e leggerli. Fa bene alla cultura e alla salute. Occorre imparare quali sono i cibi che fanno male e quali quelli che fanno bene a ognuno.

Assicuro che è una bella sensazione avere il totale controllo del proprio corpo e sapere di poter sgarrare quando si vuole, sapendo sempre come recuperare. Inoltre, l'ormai approfondita conoscenza dei cibi più sani e il seguire uno stile alimentare sano ed equilibrato danno sempre molto energia e donano un fisico

asciutto e in salute.


Buon lavoro!

*Giacomo Bruno*

www.ingramcontent.com/pod-product-compliance
Lightning Source LLC
Chambersburg PA
CBHW072207270326
41930CB00011B/2564